AF465603

p. 35

LA PREVOYANCE

DU

MARINIER,

UTILE A SA SANTÉ;

DEDIÉE A LA COMPAGNIE

DES INDES.

Par Mr. PIERRE DECAN-DE VILLENEUVE, Docteur en Médécine de la Faculté de Montpellier.

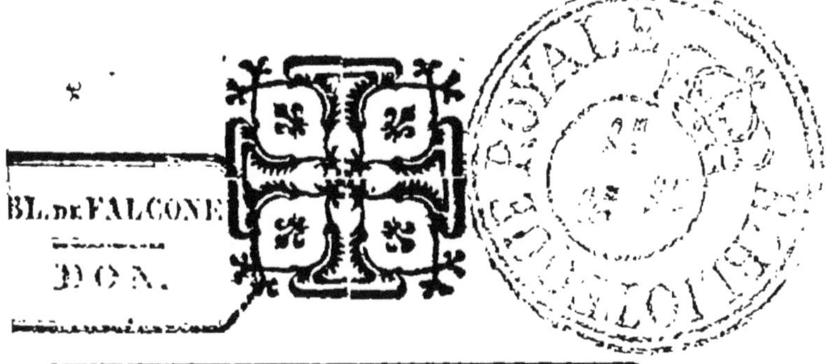

M. DCC. LIII.

AVERTISSEMENT.

LA conservation des troupes considérables que le Roi vient d'accorder à la Compagnie des Indes, la fidélité des Sujets qui composent cette Compagnie, l'engagement que l'Auteur de ce petit Ouvrage vient de contracter envers elle, l'attachement qu'il lui voüe, l'envie d'être de quelque utilité à ses Compatriotes dont il va partager le sort aux Indes; toutes ces raisons lui ont donné l'idée de publier avant le départ prochain des vaisseaux de la Compagnie cette espece de guide du Marinier pour conserver sa santé sur Mer, autant que faire se pourra. Le Marin novice que la Mer sur tout peut effrayer sur ses jours, pourra tirer quelque profit de cette petite méthode. N'étant pas instruit des précautions qu'il faut prendre contre les maladies de Mer les plus communes, ni des remedes qui les combattent, il ne sera pas fâché d'avoir une notion du regime qui doit précéder son embarquement & de celui auquel il doit être réduit sur son bord; il pourra même par ce moyen se prémunir de bien des choses salutaires qu'il ne lui est plus permis de se procurer en pleine Mer. Quand je ne rendrois service qu'au petit nombre, j'aurai réussi dans mon objet.

LA PREVOYANCE DU MARINIER,

Utile à sa Santé.

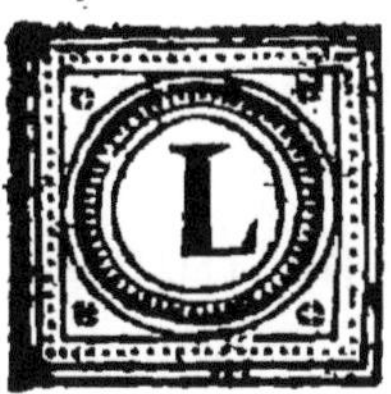

ES mauvaises qualités que les Provisions contractent dans les Vaisseaux, la difficulté qu'il y a de les bien conserver dans les longs Voyages maritimes, l'humidité & la salure de l'Atmosphére, l'impureté de l'air que l'on respire entre les Ponts, la communication continüe des différentes haleines impures & grossieres, bien d'autres inconveniens inévitables dans un Vaisseau, doivent sans contredit infecter peu à peu le sang & les fluides, & y produire une Acrimonie tendante à la putréfaction.

Outre les dissenteries, les fréquens Accès de fiévres, les Ulcéres, les Dartres & autres Maladies de la peau, & incommodités particuliéres auxquelles les Gens de Mer sont sujets, on sçait assez que le Scorbut les affecte le plus ordinairement.

Ces Maux parviennent quelquelquefois à un degré si corrosif, qu'on a vû des Escadres entiéres en être détruites pour la plus grande partie. On n'en donnera point ici la Curation en forme, ce qui jetteroit trop loin ; ce Mémoire n'en indiquera tout au plus que le préservatif.

On sent parfaitement que la pureté de l'air jointe à la bonne qualité des alimens, des boissons, des fruits, des herbages en purifiant le sang &les liqueurs, rendroient la santé à ceux qui la perdent; mais comme il n'est pas possible de se procurer tous ces avantages sur Mer, on peut au moins se garantir de plusieurs des maux auxquels on y est exposé.

Les Médecins sçavent que les Acides, Végétaux & Minéraux sont extrêmement propres à corriger l'acrimonie alcalescente du sang & à prévenir la putréfaction des humeurs; il faut donc opposer autant qu'on peut à cette disposition acrimonieuse une diette végétable acescente, une qualité d'aliment la plus saine en pareil cas, une boiſſon ſubacide & vineuſe ; les Pommes, les Oranges, & les Limons ſeuls ayant ſouvent guéri des Cachexies Scorbutiques occaſionnées par la mauvaiſe qualité des proviſions, & tiré les Malades des bras de la Mort. Quant à l'Acide Mineral, il doit être donné par une main entendue.

Regime qui doit précéder l'Embarquement.

Pour prévenir le ravage des humeurs qu'occaſionne ordinairement aux perſonnes ſurtout peu accoutumées à la Mer, le changement ſubit de l'air, le mouvement du Vaiſſeau, & enfin le nouveau regime, il eſt néceſſaire d'obſerver quelques jours avant l'Embarquement une diette ſobre, rafraîchiſſante & adouciſſante ; de ſe purger ſuivant l'état & la conſtitution de ſon temperament, de s'embarquer à jeun autant qu'on peut, & de manger légerement les premiers jours de l'Embarquement. Si cette précaution ne ſuffiſoit pas pour prévenir les facheux effets qu'occaſionne ſouvent l'abondance des humeurs & la plethore; il faudroit redoubler d'attention ſurtout contre l'eſpece de tribut dû à la Mer, qui eſt le vomiſſement. Toutes les précautions contre ce mal deviennent ſouvent inutiles ſur certains Sujets. Pour remédier à cette incommodité il ne ſeroit pas prudent d'arrêter tout d'un coup le vomiſſement ; il eſt bon dans ce cas de donner quelque tems aux efforts de la nature qui cherche à ſe dégager par-là des matiéres étrangeres qui la troublent & à ſe plier aux nouvelles impreſſions que l'air de la Mer doit lui faire éprouver. On doit même lui aider & favoriser l'issue de ces mêmes matieres en bûvant quelques verrées d'eau tiéde & un peu d'huile d'Olive. On n'usera dans ce premier tems que de boüillons ou de gêlées & même à petite dose, pour ne point fatiguer le ressort de l'estomac. Mais pour éviter que le vomissement trop long & trop opiniâtre en diminuant trop considérablement les forces ne fît tomber la machine sur elle-même ; il faudra nourrir le Malade avec des alimens legers, les plus conformes à son estomac. On lui accordera aussi de tems en tems quelques cueillerées de bon vin d'Alicant ou autres. Si cela ne suffisoit pas, on donneroit une dragme de Thériaque, ce qu'on répéteroit en cas de besoin en observant un intervale de cinq à six heures pour ne pas trop échauffer. Le même jour on prendra un Julep fait avec 3. onces d'Eau-rose ou de Plantin, ou d'eau ordinaire au défaut des autres, dans laquelle on dissoudra du Corail rouge préparé & de la Corne de Cerf brûlée, de chacun demi dragme, un Scrupule de Sel d'Absynthe, une cueillerée de fleur d'Orange si on en a, avec un grain ou deux de Laudanum.

Ce remède peut se trouver trop foible pour certains Sujets. Il y en a qui sont attaqués d'un vomissement si violent qu'on est obligé de les relâcher avant d'être parvenus au lieu de leur destination ; ce qui leur fait perdre souvent l'espérance qu'ils avoient conçue & le fruit de leurs peines & de leurs projets.

Le Chirurgien de Vaisseau ne

doit pas attendre trop long-tems pour arrêter ces cruels vomiſſemens ; il le fera après dix à douze jours par des ſaignées prudentes du bras & du pied. Il dirigera ſes vûes à appaiſer l'irritation ſpaſmodique des fibres de l'eſtomac, du Diaphragme & des Muſcles de la Poitrine : il y ſatisfera ou par le Julep ci-deſſus ou quelque autre potion rélative qu'il rendra narcotique & dans laquelle il ſçaura faire entrer les contre-vomitifs ordinaires qui ſont le jus de Limon, La menthe, le Sel d'Abſynthe, le Criſtal Mineral, la Crême de Tartre adminiſtrés ſuivant l'art.

Au deffaut des remedes ci-deſſus on peut ſubſtituer ceux des formules ſuivantes.

Deux onces d'Eau, une dragme de Roſéer de Vitriol ou de ſon Eſprit par gouttes juſqu'à une agréable acidité, quelques goutes d'eſprit de ſoufre & 25 ou 30 goutes de Laudanum liquide ; ce compoſé arrête très-bien le vomiſſement.

Le grand Riviere donne comme ſpécifique le Remede ſuivant.

Prenez ſuc de limon une once, ſel d'abſynthe un ſcrupule, & une once d'eau de Menthe, mêlez le tout & buvez

On ne peut à la vérité trop recommander la Menthe dans ce cas là ; cette plante, amie de l'eſtomach, eſt la plus excellente contre le vomiſſement ; on en prend le ſuc à la doſe d'une ou deux onces, mais on n'eſt pas toujours aſſez heureux pour l'avoir à propos ſous la main.

De la Nourriture ſur Mer.

Sur Mer comme ſur Terre on emprunte ſa nourriture de toutes les denrées comeſtibles ordinaires, mais pour les conſerver on a recours à des préparations qui les alterent.

Le biſcuit que l'on mange ſur Mer avec de l'eau renfermeroit toutes les conditions capables de nourrir, mais à la longue certains pourroient en ſouffrir des dégoûts. L'eſtomach accoutumé d'être animé par différens alimens, a beſoin d'être ſoutenu ſur ce ton, ſans lequel on voit ſouvent ſuccomber la Nature. On eſt donc obligé de l'entretenir en pareil cas avec des Viandes & du Poiſſon ſallés, dont il ſeroit à ſouhaiter qu'on pût ſe paſſer. Je ne parle point des différens ragoûts & de tous les mets dont on fait usage en Mer comme sur Terre. Un Médecin rigide en banniroit beaucoup ici comme contraires aux gens de Mer tant sains que malades ; mais que ce soit sur Mer ou sur Terre, je ne crois pas hors de la prudence d'accorder quelque chose à la Nature qui, quoiqu'un peu contraire, puisse agréablement l'éguillonner; car, comme dit Hippocrate, *paulo deterior potus & cibus, suavior tamen, melioribus, sed insuavioribus anteponendus.* (*a*)

Le Ris Vermicelli, toutes les différentes préparations de farine sont sans contredit de bonnes nourritures, de même que l'or-

(*a*) Aph. XXXVIII. sect. II.

ge & l'avoine mondées cuites à propos ; les légumes de toutes espéces seroient d'une grande ressource, mais l'humidité de la Mer, ne doit-elle pas en faire appréhender l'approvisionnement ? Ils contiennent un mucilage très-propre à adoucir le sang ; c'est d'ailleurs une nourriture qui, quoiqu'elle ne soit pas exempte d'inconveniens, peut être substituée dans un cas pressant, au pain, biscuit, & autres alimens. Les châtaignes sont dans le même cas des légumes, & doivent même être plus recommandées. Elles furent d'un très-grand secours dans la derniere guerre en Italie & Piémont. On sçait que les Troupes Françoises s'en nourrirent uniquement pendant six jours lors du siége de Coni.

Les fruits secs peuvent aussi

être d'une bonne ressource, tels que les pommes, poires, pruneaux, figues & raisins secs, amandes, &c. Quant au biscuit, je crois qu'il n'y auroit pas de plus agréable nourriture, s'il pouvoit conserver le parfum du pain frais; mais la double cuisson qu'il est obligé d'essuyer pour sa conservation, en fait un corps insipide privé de ces parties douces & balsamiques qui récréent si fort notre odorat & notre goût.

Certaines plantes & fruits potagers, comme le concombre ou les cornichons, les câpres, les capucines, la queue de lézard, espéce de betel appellé communément poivre des Indes ou du Perou, l'oseille & bien d'autres plantes & fruits peuvent être confits au vinaigre & entrer fort à propos dans la cuiſine du Marinier ; ces aſſaiſonnemens relevent & corrigent à merveille les viandes & le poiſſon ſallés, dont on eſt obligé de faire uſage & rempliſſent l'indication générale ; diſons en paſſant qu'on évitera avec ſuccès les ſucreries, les confitures qui ſont alcaleſcentes. On peut ſe permettre cependant celles qui tournent vers l'acide, comme la gelée de groſeille, la ceriſe confite & ſéchée qui récréent le palais des malades.

En faveur de ces derniers, je ne puis m'empêcher de faire ici mention des moyens de leur procurer des bouillons qui équivalent à ceux que l'on fait avec les viandes fraîches dont il eſt impoſſible de faire des approviſionnemens pour un long eſpace de tems. On pourroit au défaut de ces viandes ſe procurer des os de bœuf, vache, veau, mouton, & autres animaux avec leſquels on feroit des bouillons ; on ſe ſerviroit à cet égard de la machine de Papin, c'eſt-à-dire, d'une marmite pareille à celle dont M. l'Abbé Nolet a dernierement démontré les propriétés dans ſes leçons publiques de Phyſique expérimentale. La choſe qui eſt toute ſimple n'eſt diſpendieuſe que pour l'achat d'une pareille marmite dont il feroit à ſouhaiter que tous les Vaiſſeaux, & même beaucoup d'Hôpitaux fuſſent pourvûs. Le procédé eſt des plus ſimples, & ces bouillons, je le répete, le diſputent aux bouillons ordinaires de viandes & ſont faits dans moins d'une heure. Il eſt à croire que des os bien deſſéchés ſe conſerveroient pendant plusieurs mois sans se rancir.

De la boisson.

L'eau, le vin, la bierre & le cidre font la boisson ordinaire du Marinier. Le cidre sur-tout lui est recommandé avec raison, puisque les pommes étant si salutaires dans le scorbut qui est le mal le plus commun sur Mer, il n'est pas douteux que leur jus le soit aussi après avoir acquis la qualité du vin. On seroit trop heureux d'empêcher qu'il ne se gâtât. Il est extrêmement propre à corriger par son acidité, la qualité putrefactive des mauvaises provisions. Le cidre le plus rude est le meilleur comme étant plus chargé de sels acides, & on observe même qu'il se conserve mieux.

Les Anglois font usage d'un mêlange de jus de limon & de rhum dont la provision seroit fort bonne. Cette liqueur qui se garde longtems vaut infiniment mieux que les liqueurs fortes dont on use dans les Vaisseaux & ailleurs ; le jus de limon au surplus étant le correctif parfait de ces liqueurs distilées. L'eau gâtée & corrigée par le vinaigre peut servir de boisson, comme il sera dit ci-après.

On ne doit pas négliger d'avertir que les limons se conservent longtems lorsqu'ils sont envelopés d'une flanelle & mis dans un lieu sec. On ne peut trop les recommander & certains Médecins en font plus de cas contre le scorbut, les venins, les fiévres & maladies pestilencielles que de la thériaque, de la pierre Bezoart

& tous les autres préservatifs de ces mêmes maux. On fera donc très-bien de s'approvisionner de ce fruit, & de son sirop dont l'usage est aussi très-salutaire. *Peritissimi, inquit Piso, nonnulli indiæ medicastri plus præsidii in limonibus ponunt quàm in lapide bezoartii aut theriacâ contra malignos morbos & pestilentiales febres atque ipsa venena: ego autem sine jactantiâ affirmo, me ex nullo alio aliquo remedio simplici tot felices effectus in totâ praximeâ observasse quàm ex limonibus.* Lister.

Précautions à prendre dans le Vaisseau.

Pour rendre moins grossier l'air des entre-ponts, on doit avoir soin de laver les ponts avec du vinaigre, ce qui peut se faire à très-peu de frais avec des linges qui en sont imbûs. On peut purifier & renouveller l'air qui y régne au moyen de la machine de M. Sutton ou du Vintillateur de M. Hales. C'est ce qu'on ne peut trop recommander, & ce que l'on devroit faire au moins une fois le jour.

Les provisions sont si sujettes à se corrompre, que dans les voyages de long cours on ne sçauroit trop les renouveller.

Lorsqu'on aborde dans quelqu'endroit l'Equipage usera à son grand avantage de tous les herbages & plantes potageres ordinaires très-propres à purifier la masse du sang. Si on faisoit un certain séjour, on ne pourroit mieux l'employer qu'à se purger doucement pour mieux faire prospérer quelques bouillons faits avec les viandes ordinaires dans lesquelles on mettra les plantes propres à rafraîchir, purifier, humecter, adoucir & briſer doucement la maſſe du ſang & en rendre la circulation plus égale. Quelques formules ſuivantes donneront l'idée de ces bouillons.

Prenez du col de mouton, de la chair de veau, chévreau, poulets indifféramment depuis demie livre juſqu'à une livre, vous ferez bouillir cette portion de viande une heure, après lequel tems vous ajouterez une demie poignée de chicorée quelconque, autant de creſſon que vous ferez bouillir demie heure, vous coulerez & boirez.

AUTRE.

Prenez de la viande de même que dessus, vous la ferez également cuire dans l'eau commune à la dose ordinaire d'un bouillon, vous ajouterez aigremoine, pinprenelle & capilaire, de chacun demi poignée, vous coulerez & boirez.

AUTRE.

Prenez de la viande de même que dessus, vous ferez bouillir une heure ou une heure & demie; sur la fin de la cuisson vous ajouterez une poignée de bourache, une laitue & une bonne pincée de cerfeuil; après une suffisante cuisson, vous exprimerez & boirez.

Si on peut ajouter à ces bouillons deux ou trois écrevices écrasées, ils n'en seront que meilleurs, observant de les faire cuire presqu'autant que la viande.

Au défaut de viandes ou volailles, on peut substituer pour faire ces bouillons du poisson frais ou une tortue pour chaque bouillon, ce qu'on peut trouver communément en Mer, observant de faire cuire trois à quatre heures la tortue pour attenuer le suc visqueux dont elle est chargée; cet amphibie étant d'ailleurs excellent pour renouveller, adoucir & purifier le sang. On l'employe après en avoir ôté l'écaille, coupé tête, queue, pattes & boyau, observant de ne pas laisser perdre le sang.

Ces formules suffisent pour fixer les idées sur les bouillons que l'on pourra ſe preſcrire ſoi-même en les compoſant avec des plantes analogues à celles qui ſont déſignées ci-deſſus, obſervant les mêmes doſes & la même maniere Lorſqu'après un long voyage on eſt arrivé au lieu de ſa deſtination, on peut répeter ces bouillons en ſe tranquilliſant.

Au cas que l'eau vienne à ſe corrompre, il faut y remedier en y mêlant ou du jus de limon, ou de l'eſprit de vitriol, ou du vinaigre.

On ſçait que les Soldats Romains n'avoient d'autres boiſſons que le *Poſca*, qui eſt de l'eau & du vinaigre dont ils ſe trouvoient très-bien.

De la chaleur qu'on éprouve ſur Mer.

On eſt expoſé ſur Mer à des

chaleurs excessives dans les tems calmes de l'été, & sur-tout sous la ligne équinoxiale. La Terre qui sous cette ligne présente au Soleil sa surface & son courbe le plus élevé, doit en recevoir les rayons en bien plus grande quantité. Ces rayons se font d'autant plus sentir qu'ils sont perpendiculaires,& que se soutenant les uns les autres, ils se conservent réunis sur un point fixe.

Dans cette position le sang & les fluides doivent se rarefier extraordinairement, & causer un désordre dans les fibres qui, distendues au-delà de leur ton naturel, finissent ou par se rompre ou par se relâcher, d'où l'on peut déduire les hémorragies & l'abattement des forces qu'on éprouve. L'impression de ces chaleurs qu'on ressent est insupportable. On doit dans ce cas manger très-peu, & surtout des choses légeres, vû la disposition de l'estomach qui doit se ressentir naturellement de la débilité de toutes les autres parties du corps. D'ailleurs les rafraîchissemens & humectans dont on est obligé d'user, contribuent beaucoup à affoiblir les sucs digestifs qui ayant moins d'action, doivent par conséquent occasionner aux gens peu sobres en pareil cas, des indigestions très-mauvaises. Les boissons où entrent les acides doivent encore ici faire merveille.

Les Passagers novices pourront recevoir sous la ligne un double avantage en s'exemptant d'étrenner la manœuvre. Ils épargneront leur argent, & on les rafraîchira.

Dans ces grandes chaleurs on

doi t redoubler l'attention pour la propreté des Vaiſſeaux, & pour prévenir la corruption des proviſions.

De la bouche.

L'attention de ſe tenir la bouche nette n'eſt pas à négliger. Une longue expérience confirme que le Scorbut qu'on doit avoir le plus en vûe ſur Mer, eſt un virus qui ſe porte principalement à cette partie, & que le rincement ſeul de la bouche a quelquefois diſſipé ſans autres remedes.

On ſe ſervira utilement à cet égard de la teinture de gomme lacque, ou d'une demie cuillerée d'eſprit de coclaria, dans une cuillerée d'eau ou de décoctions un peu fortes de plantes aromatiques, ou anti-ſcorbutiques, faites avec ſauge, thim, romarin, marjolaine, aigremoine, coclaria, summités d'absynthe & d'hypocricon, roses rouges ; on peut mêler un peu de miel rosat.

Quant à la diarrhée, dissenterie, fiévres, dartres, gales, ulcères, pustules, taches noires ou livides qui attaquent la plûpart du tems sur Mer, on doit les guérir suivant leur méthode particuliere applicable aux différens sujets & tempérammens. Le détail de la guérison de ces maladies seroit ici trop long à déduire. Mon but n'a été que de préparer le Marinier à la façon de vivre qui l'attend sur son bord, & lui faire prendre à ce sujet les précautions les plus convenables.

RÉFLEXIONS.

Autant que le corps influe sur

l'eſprit, réciproquement l'eſprit exerce ſur le corps ſon empire; la guériſon de l'un & de l'autre ſont également du reſſort du Médecin. Celui que la Mer peut effrayer doit faire un effort pour s'accoutumer à regarder cet élément d'un œil philoſophique & tranquille; il ſe permettra quelqu'amuſement pour ſe diſtraire de la *ſéchereſſe* & de l'uniformité des objets qui le plongeroient infailliblement dans une mélancholie attachée ſur-tout aux voyages ennuyeux par leur longueur.

Cet article ne doit pas être négligé; la mélancholie qui, s'il eſt permis de s'exprimer ainſi, peut être appellée la ſœur du chagrin, donne lieu de ſe corrompre aux humeurs qui y ſont d'ailleurs aſſez diſpoſées. Etant privé ordinairement ſur Mer de ſon principal antidote, c'eſt-à-dire, de la ſociété du beau Sexe, on permettra donc, tant que faire ſe pourra, les jeux innocents, l'exercice de la muſique, les inſtrumens, & chacun aura ſoin de ſe procurer les différens amuſemens de l'eſprit, ou par une agréable converſation, ou par la lecture des livres écrits d'un ſtyle léger, & qui ſont d'un genre badin. On tâchera enfin de s'égayer par tout ce qui peut reſpirer l'enjouement & la délicateſſe. Pourquoi ne joueroit-on pas quelques Comédies ſur Mer? Ce ne ſont pas toujours les choſes les plus parfaites qui ſont les plus amuſantes.

On ſuppoſe que les Vaiſſeaux ont un aſſortiment de remedes convenables pour les cas au moins les plus ordinaires. Il ne tiendra pas à mon étude ni à mes soins que l'application n'en soit rendue salutaire.

FIN.

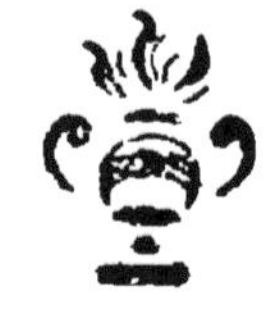

APPROBATION.

J'AI lû par ordre de Monseigneur le Chancelier un petit Manuſcrit, intitulé *La Prévoyance du Marinier, utile à ſa ſanté*, & je n'y ai rien trouvé qui en pût empêcher l'Impreſſion. A Paris, ce 6 Octobre 1753. MACQUER.

www.ingramcontent.com/pod-product-compliance
Ingram Content Group UK Ltd.
Pitfield, Milton Keynes, MK11 3LW, UK
UKHW012119240726
13965UKWH00005B/1850

9 782013 043526